AF186356

tredition

Inhaltsverzeichnis

<u>Jahr 2019/2020</u>

Es begann alles im Jahre 2020.

Eigentlich schon Ende 2019.

Das Leben war schön, man hat die Sonne genossen.

Man konnte raus gehen zu Veranstaltungen, schöne Partys feiern, sich mit Freunden und Familie treffen, entspannt mal mit den Kindern in den Freizeitpark gehen.

Doch dann kam Ende 2019
ein Virus in unser Leben.

Das sogenannte
Coronavirus.

Die COVID-19-Pandemie
breitet sich seit Dezember
2019 von China ausgehend
aus.

In Deutschland wurde der
erste Fall einer Infektion
am
27. Januar 2020 gemeldet.

Alle waren entsetzt und

überfordert, weil es was
„Neues" war.

Keiner wusste was auf uns zukommt.

Ich oder wir persönlich dachten nur „oh ein neues Virus" und haben uns nicht weiter damit beschäftig.

Ab Mitte März 2020 traf die Regierung einige Maßnahmen um die Pandemie einzudämmen.

Schon das Wort Pandemie hört sich schrecklich an.

Am Anfang fiel auch mal das Wort Epidemie.

<u>Hier mal die</u> <u>Bedeutung </u>:
Pandemie: Weltweite Epidemie
Epidemie: sich auf einzelnen Regionen beschränkte Infektionskrankheit

Kurz erklärt, eine
Epidemie ist eine
Infektionskrankheit die
sich in einigen Ländern
verbreitet und nicht
Weltweit.

Und eine Pandemie betrifft
ALLES also die ganze Erde.

Deswegen fiel am Anfang das Wort Epidemie, weil man noch nicht genau wusste, welche Länder es betrifft.

Daraus wurde aber leider sehr schnell eine Pandemie, weil das Virus auf der ganzen Welt sein Unwesen treibt.

Viele Menschen wurden krank und starben sogar.

Die Zahlen stiegen in die Höhe und die Regierung musste handeln.

Aus diesem Grund wurden viele Geschäfte geschlossen und wir wurden gebeten unsere Sozialen Kontakte zu beschränken.

Also so wenig wie möglich zur Familie fahren und keine Freunde mehr treffen.

Denen wäre es lieb, wenn man nur in den eigenen Vier Wänden bleibt und gar nicht mehr raus geht.

Ab Anfang Mai 2020 wurden einige Beschränkungen schrittweise wieder aufgehoben.

Die oberste Devise hieß dann immer, Abstand halten und Maske tragen, sodass der Mund und die Nase bedeckt sind.

Es sah zwischendurch besser aus und deswegen gab es wieder Lockerungen.

Einige Kneipen und Restaurants durften wieder

öffnen, aber auch mit Beschränkung.

Jeder Gast musste seine Daten hinterlassen, sodass man für den Fall der Fälle, falls es zu einen Coronafall kommen sollte, nachweisen kann wer ihn wann übertragen haben könnte.

Wie man schon sagt.
KÖNNTE.

Trotz der Hygienemaßnahmen stiegen die Zahlen komischer weise wieder.

Aufgrund steigender positiver Corona-Testzahlen wurden Kontaktbeschränkungen und andere Maßnahmen zur Pandemiebekämpfung im Oktober und November 2020 wieder verschärft.

Schulen wurden zu gemacht und die Kinder mussten zuhause lernen.

Wie soll das funktionieren, wenn beide Eltern berufstätig sind, da können sie doch nicht 100% mit ihrem Kind lernen.

So funktioniert das nicht.

Wir merken das ja selber an unseren Kindern, wie die darunter leiden.

Sie können sich gar nicht frei bewegen und lernen geht erst recht nicht Zuhause.

Dort sind die Schulkinder viel zu viel abgelenkt durch ihre Geschwister oder anderen Spielzeug.

Aus diesem Grund geht ihnen viel Lernstoff verloren.

Und die verlorene Zeit müsste in einen ganzen Jahr wiederholt werden.

Aber sitzen bleibt keiner, die Schule geht von der Klassenstufe einfach weiter.

Gerade wenn man Kinder hat, die schon Defizite im Lernen haben und deswegen auf eine besondere Schule gehen wie zum Beispiel eine Förderschule.

Diese Kinder haben es besonders schwer.

Ich spreche aus eigener Erfahrung.

Das Lesen lernen wird erschwert und wenn man nach Jahren (und dann dank der Pandemie)immer noch

Schwierigkeiten hat, wird einen das Leben noch schwerer gemacht und man verliert die Lust am Lernen.

Seit Mitte Dezember 2020 gab es wieder erhebliche Einschränkungen des öffentlichen Lebens in Form eines sogenannten *Lockdowns*.

Es wurden Maßnahmen getroffen mit dem Ziel ausreichende Kapazitäten für die Behandlung von

COVID-19-Patienten, Tests von Verdachtsfällen

bereitzuhalten und zugleich den Infektionsschutz für Patienten und Personal sicherzustellen.

Deswegen wurden aufschiebbare Operationen bis auf weiteres abgesagt bzw. verschoben.

Das hat uns weniger gestört, da ja wie gesagt verschiebbare OP´s einen nicht umbringen.

Apropos umbringen.

Seit Beginn von Corona sind schon viele Geschäfte Pleite gegangen.

Viele Kleinunternehmer konnten Ihre Mitarbeiter nicht bezahlen und sind insolvent gegangen.

Auch die Regierung hat da nicht genug unterstützt.

Einige bekamen Fördergelder und viele mussten in Kurzarbeit gehen.

Aber das war nur ein Tropfen auf den heißen Stein.

Viele konnten sich auf Dauer damit nicht helfen.

Die ganze Wirtschaft leidet unter der Pandemie.

Ganz schlimm betroffen sind immer die Kleinen. Manchmal hat man das Gefühl, es ist nicht das Virus was uns Sorgen bereiten sollte, sondern ein gemeiner Plan von ganz oben.

Als ob wir Menschen zu Maschinen gemacht werden sollen.

Jeder tut, was die Regierung verlangt und am besten man soll keine eigene Meinung mehr haben. Wenn man da nicht mit den Strom schwimmt, wird man bestraft.

In der Zwischenzeit wurde viel geforscht, wegen eines Impfstoffes der helfen soll gegen das Virus.
Irgendwann haben sie es geschafft, aber es wurden natürlich mehr gebraucht als hergestellt wurde.

Die Impfung hat begonnen.
(Dezember 2020)

Überwiegend wurde in
Altenheimen angefangen, da
diese Menschen ja
besonders geschützt werden
müssen.

Leider sind einige auch
Verstorben.

Viele sagen sie sind
aufgrund Corona oder
anderen Krankheiten
gestorben und nicht durch
die Impfung.

Denn diese Impfung würde sehr sicher sein.

Ich finde wie kann es sicher sein?!

Wie lange wurde denn geforscht?!

Normalerweise dauert es Jahre von der Forschung bis hin zur Zulassung.

Die Mittel werden ständig überprüft und müssen sich einer langen Testphase unterziehen.

Die ganzen Nebenwirkungen
die erst nach Monaten oder
Jahren auftreten
könnten, wurden auf die
Schnelle gar nicht
erforscht.

Wie denn auch, wenn es
„schnell" gehen musste.

Aus diesem Grund sind auch
viele skeptisch und wissen
nicht was richtig ist.
Man verlässt sich auf
seinen Instinkt.

Wie viele Impfstoffe gibt
es in Deutschland?
Also mehr als genug.

Und jetzt auf einmal hat man gleich 3 Impfstoffe gegen das Corona.

Einmal Biontec, dann Moderna und Astrazenica. Die sollen doch lieber mal richtig forschen und einen sinnvollen, nutzbaren Impfstoff produzieren und nicht nach eins zwei Monaten mit was Neuem kommen.

Der Eine ist nicht für Menschen über 60 Jahren gedacht, der andere wirkt angeblich nur 60 Prozent.

Was sollen wir Bürger denn noch glauben.

Wen oder was sollen wir glauben.

Den Arzt unseres Vertrauens, den Virologen oder die Gesundheitsminister?!

Nein, den Einzigen, den wir Vertrauen schenken können, ist unser Glaube selbst und unseren Instinkt, der schon Millionen von Jahren uns beschützt hat.

Dann, abgesehen vom Impfen, gibt es auch einige Tests, die das Virus nachweisen könnten. Bei mir wurde aus beruflichen Gründen ein Abstrich vom Rachen und Nasenraum genommen.

Nach ca. 30 Minuten gab es Ergebnisse.

Wir waren alle Negative.

Also in den Moment kern Gesund und das Coronavirus war nicht nachweisbar.

Diese Tests sagen aber nur in den Moment aus, dass man in den nächsten 24 bis 48 Stunden negativ ist und Niemanden anstecken könnte.

Was also bringen diese Tests, die nur einmal die Woche verlangt werden?

Jahr 2021

Seit 1. März 2021 müssen wir uns nun Zuhause selber testen, mit den sogenannten „Spucktest".

Dies ist einfacher in der Handhabung als Laie als dieser Rachen/Nasenabstrich.

Man sammelt etwas Spucke/Speichel in einen Röhrchen, vermischt es mit einer Flüssigkeit

(ich weiß bis heute
Nicht was das ist)
und gibt einige
Tropfen (meist 3-4) in
die Einkerbung über den S

(wie im Bild zu sehen
ist).
Dann muss man bis 15
Minuten warten, bis man
das Ergebnis hat.
Im Prinzip fast so wie ein
Schwangerschaftstest.

(C- **muss** ein Strich sein
zur Kontrolle so hat der
Test funktioniert.

Wenn bei T dann auch noch ein Strich wäre, dann sagt das positiv aus, du hast Corona.)

Aber wie man hier sieht bin ich zu dem Zeitpunkt

NEGATIV, gut für uns Alle.

Diesen Test muss ich Jede Woche machen.

Solang es die Firma bezahlt und wir die Ausbreitung des Virus etwas eindämmen können ok.

Aber zum jetzigen
Zeitpunkt lasse ich mich
auf keinen Fall impfen.

Wenn alles mehr erforscht
ist und die Nebenwirkungen
auch klar definiert sind
und nicht nur von eins
zwei Wochen, dann könnte
man darüber nachdenken.

Aber so nicht.

Es sind schon einige
Monate vergangen und
geändert hat
sich..........nicht viel.

Geschäfte haben zwar
wieder geöffnet, aber
überall muss man Maske
tragen.

Bei einigen gibt es die
sogenannte 3G -Regel, das
heißt in das Geschäft darf
man nur rein wenn man
entweder Geimpft, Genesen
oder Getestet ist.

Trifft eines der drei Dinge nicht auf einen zu, so darf man das Geschäft oder die Veranstaltung nicht besuchen.

Die Impfungen waren in vollem Gange und überall wo man hinhört hieß es, lasst euch Impfen.

Die Coronazahlen sinken und die Zahlen steigen wieder, trotz Impfbereitschaft und Maskenpflicht.

Immer ein Auf und Ab.

Wer doppelt geimpft
ist, braucht sich nicht
mehr zu testen.

Wer sich sogar als Laie
etwas mit Impfen
auskennt, weiß, dass eine
Impfung nicht vor der
Krankheit selbst
schützt, sondern nur den
schweren Verlauf etwas
ändert.
Der Geimpfte wird einfach
„nur" in der Regel nicht
sooo schwer krank wie ohne
Impfung.

Trotz Impfung kann man das Virus ja dennoch verbreiten, also wieso müssen Geimpfte sich nicht testen??

Das weiß keiner.

Kein Wunder, dass die Zahlen wieder in die Höhe schießen, wenn die Geimpften sich nicht testen müssen und vielleicht das Virus haben, dann noch ohne es zu wissen weiter verbreiten.

Somit finde ich, dass die Geimpften ein Risiko für die Getesteten und Ungeimpften sind.

Wenn man keine Kostenlose Tests von der Arbeit bekommt, weil es die Branche nicht zulässt, gibt es noch die Möglichkeit sich in der Nähe an verschiedenen Teststellen zu wenden, dort bekommt man Täglich einen Kostenlosen Schnelltest.

Innerhalb von 20 oder 30 Minuten hat man das Ergebnis.

Diesen Dienst nehmen viele in Anspruch, um für die Bevölkerung und vor allen für sich selbst sicher zu sein, dass man das Virus aktuell nicht hat.

Man wird sozusagen gezwungen, sich testen zu lassen, sodass man sich wieder freier bewegen kann.

Das Testen lassen sich viele gefallen und machen

es nur mit, um endlich
wieder etwas vom Leben zu
haben.

Aber impfen lassen sich
auch einige, nur um
endlich wieder in den
Urlaub zu fliegen oder
sich komplett frei bewegen
zu können.

Einfach nur Mitläufer.

Ich lasse mich nicht
Impfen, jedenfalls die
nächsten Jahre nicht.

Dann bin ich eben ein
Fisch der gegen den Strom
schwimmt.

Springt ihr auch aus den
Fenster oder rennt ins
Feuer, nur weil es schon
tausende Menschen vor euch
getan haben???

Nein ich denke mal nicht.

Also jeder muss selber
entscheiden, schwimmt er
mit den Strom oder
dagegen.

Jeder hat noch seine
eigene Meinung und weiß

genau was gut für einen
ist.

Mittlerweile wird immer
wieder versucht jeden
Menschen zum Impfen zu
bringen.

Einige können sich nicht
impfen lassen, weil sie
schwanger
sind, zu jung oder aus
anderen
gesundheitlichen Gründen.

Viele wollen sich aber nicht impfen lassen.

Man fragt sich wo soll das noch hin führen.

Deutschland wird immer mehr zu einer Diktatur.

Eine Demokratie ist es meiner Meinung schon lange nicht mehr.

Spätestens seit 2015.

Seit dem 11.Oktober 2021 sind die Kostenlosen Corona-Schnelltests nicht mehr umsonst.

Jeder der sich testen lassen möchte oder gezwungen ist, zahlt einen Betrag von 11 bis 30 Euro.

Was sollen die Studenten machen die sich jeden Tag oder jede Woche testen müssen, sonst dürfen die nicht in die Uni rein.

Gerade die, haben nicht das Geld dafür.

Wir können es verkraften nicht ins Restaurant zu gehen oder zum Friseur.

Das sind ja keine
Lebenswichtigen Dinge die
man haben muss.

Gekocht wird Zuhause oder
per Lieferservice und
Friseur kann man es
versuchen selber zu
machen, wenn man sich
traut.

Man hört auch viel in den
Medien, dass sogar die
Geschäfte eine 2G-Regel
(Geimpft, Genesen)
einführen können.

Somit sind wir Ungeimpften
nicht mehr in der Lage in

ein Bekleidungsgeschäft
oder Schuhgeschäft zu
gehen.

Zum Glück können die Läden
selber entscheiden ob sie
es machen oder nicht.
Schuhe und Klamotten kann
man zum Glück auch online
bestellen, dauert halt nur
etwas länger bis man es
hat.

Wenn Lebensmittelgeschäfte
dies einführen würden, da
hätten die ein großes
Problem, weil durch die
Ungeimpften, hätten sie

einen großen
Umsatzverlust.

Naja mal schauen wo das
noch hinführt.

Ich bin noch einige Wochen
im Pflegedienst
tätig, dann wechsle ich in
die Branche vom
Lebensmittelgeschäft.

Die Arbeit im Pflege und
Betreuungsdienst hat mir
großen Spaß gemacht, keine
Frage, aber es ist nicht
die Erfüllung meines
Lebens.

In meinen alten Beruf wollte ich sowieso wieder gehen, nur wann war immer die Frage.

Ich ging mit einen lachenden und einen weinenden Auge von der Firma weg.

Mit den meisten Klienten/Kunden bin ich super klar gekommen und die waren mit meiner Arbeit sehr zufrieden und waren geschockt wo ich sagte, ich geh.

Aber ich muss auch mal an mich und meine Familie denken und nicht nur an andere.

Somit bin ich ab Anfang November endlich wieder im Handel tätig, diesmal nicht im kleinen Einzelhandel, sondern in einen Großhandel als Kassiererin.

Dies ist eine Erweiterung in meiner beruflichen Laufbahn.
Mal schauen wie es sich dort mit mir entwickelt.

Beim Vorstellungs- und Einstellungsgespräch war nie die Rede von Impfen oder Testen.

Ich bin dann mal gespannt wie die ersten Wochen so ablaufen werden und wie sich das Thema Corona in der Zeit so entwickelt.

Mittlerweile ist es ja schon 2 Jahre her, wo Corona in unser Leben getreten ist und alles durcheinander bringt.

Die neue Arbeit beginnt und alle Kolleginnen und

Kollegen nahmen mich
herzlichst in ihren
Team auf.

Alle waren nett und
freundlich und zeigten mir
alles, wie das so
funktioniert in diesen
Laden.

Nach ein paar Tagen dachte
ich mir, wieso hab ich den
Laden nicht schon eher
gekannt, dann wäre ich
vielleicht schon viel
früher hier.

Aber naja meine Kinder
standen erstmals im

Vordergrund und das war das Wichtigste.

Durch Corona musste ich mich 2-mal pro Woche testen lassen, dies war kein Problem, da diese wieder für alle Bürger kostenlos sind.

Die Coronazahlen stiegen weiter in die Höhe, obwohl sich schon viele haben impfen lassen.

Da fragt man sich, wer hier die Seuche verbreitet.

Auf Arbeit müssen sich „NUR" die Ungeimpften Testen lassen, wer Geimpft ist braucht das nicht.

Aber woher will man denn genau wissen, dass der Ungetestete Geimpfte das Virus in den Augenblick nicht weiter verbreitet.

Das weiß man eben nicht und versucht den Rest der Bevölkerung weiter zum Impfen zu „zwingen".

Kaum ein paar Tage gearbeitet, musste ich

zuhause bleiben, da meine
Tochter in der
Schule positiv getestet
wurde.

Ich so - toll.

Das fängt ja gut an mit
meiner Arbeit, da sagen
die gleich ich kann wieder
gehen.

Solange wie ich kein
negatives PCR Ergebnis
vorweisen kann, darf ich
nicht arbeiten, es sei
denn ich wäre
geimpft, dann dürfte

ich, wenn ich schnelltest negativ bin auch so arbeiten.

Soviel dazu, zu der Gerechtigkeit zwischen Geimpften und Ungeimpften.

Nach ein paar Tagen hatten wir das Ergebnis meiner Tochter vom PCR Test.

Er war negativ und ich durfte endlich wieder arbeiten.

Die Freude war aber nur

kurz, denn nach ein paar Tagen und 3 Tests, war mein Ergebnis positiv und ich musste das Firmengelände schnellstmöglich verlassen und zum PCR Test gehen.

Ich fühlte mich wohl, hatte keinerlei Anzeichen, nicht mal eine laufende Nase.

Aber wenn dieser Test sagt, man ist positiv, dann hat man Corona.

Nachdem ich den PCR Test gemacht habe musste ich

noch einige Tage warten
bis das Ergebnis vorlag.

Nach ein paar Tagen mit
viel Ungeduld, kam endlich
das Ergebnis, negativ.
So durfte ich wieder
arbeiten.

Ich war froh, dass mein
Arbeitgeber so kulant war
und einige Fehltage in
Urlaubstage umgewandelt
hat, sodass ich keine
Minusstunden habe.

Das macht nicht jeder
Arbeitgeber.

Ich war so glücklich und
mir macht die Arbeit so
viel Spaß.

Das gute ist, man sitzt
nicht auf einen
Fleck, sondern wird
überall mal eingesetzt und
hat viel Abwechslung.

So wird es nie langweilig.

Corona wird immer
schlimmer und wir müssen
uns jetzt jeden Tag testen
um arbeiten zu dürfen.

So gehe ich abends immer
zum Testen, wenn ich

Frühschicht habe oder an Vormittag, wenn ich später anfange mit arbeiten.

Solange das Testzentrum in unserer Nähe bleibt, gehe bzw. fahre ich auch dort hin.

Impfen lasse ich mich bis jetzt immer noch nicht.

Jetzt ist schon wieder ein neuer Impfstoff auf den Markt, deren Wirkstoff nicht einmal auf Langzeitstudien geforscht werden konnte.

Dieses verunsichert hier sehr viele Menschen und sträubt große Angst aus.

Manchmal fragt man sich echt, wie viele die noch machen wollen.

Statt sie an ein oder zwei intensiver forschen und dort die Zeit opfern, wäre sinnvoller.

Hier fragt man sich, wer finanziert die Forschung und welchen Zweck erfüllen sie überhaupt noch?

Es gibt nun auch eine neu
gewählte Koalition, wobei
deren Politische
Ansichten, nicht mit
meinen Deckungsgleich
sind.

Man könnte dies schon als
Propaganda bezeichnen.

Es ist sogar schon so weit
gekommen, dass die
Geimpften nur vollständig
als geimpft zählen, wenn
sie die dritte
Impfung, die sogenannte
Booster-Impfung bekommen
haben.

Wer weiß wie es in einen halben Jahr aussieht.

Braucht man dann vielleicht jeden Monat oder alle 2 Monate eine Impfung??!!

Wo soll das noch hinführen?

Am schlimmsten trifft es die Kinder, sie werden dadurch immer mehr Psychisch geschädigt und können sich nicht so entfalten und entwickeln wie vor 10 Jahren noch.

Damals hatte man noch eine
Kindheit, aber heute kann
man das nicht mehr
kindgerecht nennen.

Abstand, am besten
niemanden treffen und
besuchen und immer die
Masken tragen.
Die Kinder können kaum
darunter atmen, geschweige
denn richtig lernen.

Das Lesen und Rechnen
fällt dann schwer.

Gerade auch für Kinder die
gesundheitliche Probleme
mit der Atmung haben.

Naja Bald ist das Jahr 2021 zu Ende und Corona wird uns sicherlich auch noch das ganze Jahr 2022 begleiten.

Viele meiner Familie sind doppelt und dreifach geimpft und haben keinerlei großen Kontakt zu anderen Menschen und bekamen trotzdem Corona.

Zum Glück nur einen milden Verlauf.

Viele sagen, dank der Impfungen, aber man sieht auch, dass man sich trotz

Impfung und keinerlei Kontakt mit Corona infizieren kann.

Meiner Meinung nach lauert Corona überall, genauso wie jedes andere Virus auch.

Ich habe auch einige Bekannte die nicht geimpft sind, bekamen Corona und fühlten sich so mies wie bei einer Grippe.

Und Grippe gab es damals schon.

Diese Bekannten haben alles gut überstanden und die haben sich vollständig erholt, als ob nie was gewesen ist.

Man kann ja nicht Steril leben und alle Bakterien und Keime fern halten, gerade das ist falsch und schützt das Immunsystem nicht, ganz im Gegenteil.

Naja aufregen bringt nichts, man macht das Beste aus der Situation.

Solange wir „normal"
arbeiten gehen können und
die Kinder in die Schule
und wir soweit gesund
bleiben ist alles gut.

Wir haben uns damit
abgefunden, dass Corona
ein Teil unseres Lebens
ist.

Weihnachten haben wir ganz
„normal" gefeiert wie
immer.

Einfach nur wir Eltern und
unsere 2 Kinder zu Hause.

Aber nach Weihnachten war
uns trotzdem nicht, wir
machten es alles für
unsere Kinder.
Wenn Sie glücklich
sind, dann sind wir es
auch.

Auch nach Silvester ist
uns nicht.

Nur für die Kinder haben
wir einige Knallerbsen mit
ihnen geworfen und sind
bis nach Null Uhr wach
geblieben.

Wären die Kinder

nicht, dann hätten wir Silvester auch verschlafen.

Wir wären ganz normal wie jeden anderen Tag auch um 22 Uhr ins Bett gegangen und irgendwann Vormittag aufgestanden.

Für uns sind die Feierlichkeiten nicht mehr so wie damals.

Alles ganz schön traurig geworden, wie sehr uns die Politik alles kaputt machen kann und in Stich lässt.

Manchmal hat man das Gefühl, dass sie die Verbindung zu dem normalen Volk komplett verloren haben.

Naja nach null Uhr haben wir mit den Kindern angestoßen auf das neue Jahr 2022 und blieben noch eine Stunde wach.

Dann sind wir zu Bett gegangen und das Jahr 2021 war für uns zu Ende.

Wir lassen uns einfach überraschen was das neue Jahr bringt.

Erst mal kommen die Geburtstage von unseren Kindern.

Jahr 2022

Das Jahr 2022 hat nun begonnen und wir lassen uns überraschen was dieses Jahr alles kommt.

Kinder Geburtstage waren ganz normal mit Kaffee und Kuchen, keine großartige Feier.

Durch Corona hat man auch auf viele Dinge die Lust verloren. Leider.

Die Arbeit macht Spaß und zwischendurch hat man mal

einige Weh-Wehchen, die einen aber nicht von der Arbeit abhalten.

Wozu gibt es denn Schmerzmittel *lach* . Aber auch nach einiger Zeit verschwinden sie nicht, wenn das Problem nicht behoben wird.

Es sind Probleme mit dem Weisheitszahn.

Selbst beim Zahnarzt wird man nur behandelt, wenn man die 3 G-Regel einhält.

Entweder man ist

Geimpft, Genesen oder Getestet (der nicht älter als 24 Stunden sein darf).

Zum Glück war ich „frisch" getestet, da ich dies ja für meine Arbeit brauchte, da ich sonst nicht arbeiten darf.

Jeden Tag testen, langsam regt ein das auf und man hat manchmal keine Lust mehr.

Immer mehr wird man zu Dingen gezwungen.

Deutschland ist schon lange keine Demokratie mehr.

Es wird immer mehr zur Diktatur, aber das wollen viele nicht wahr haben.

Seit einiger Zeit überlege ich, ob ich mich nicht impfen lasse, weil man so die Schnauze voll hat von jeden Tag testen.

Man opfert die Zeit um zum Testzentrum zu fahren, opfert Sprit und Verschleiß vom Auto und die Wartezeit.

Wenn man vollständig geimpft ist, braucht man sich nicht mehr testen lassen.

Dies ist eigentlich totaler Schwachsinn, da Geimpfte den Virus auch weiter übertragen können.

Aber ich hätte dann weniger Stress für die Arbeit.

So oder so würde ich mich dann sowieso einmal die Woche testen lassen.

Nur zur Sicherheit.

Denn die Coronaimpfung
schützt nicht vor den
Virus selbst, sondern die
Chance auf einen milderen
Verlauf der Krankheit ist
wesentlich höher als bei
Nichtgeimpften.

Mein Mann hat sich schon
vor langer Zeit impfen
lassen, wegen Aussicht auf
einen besseren Job, was
leider nach hinten
losging.

Ihm wurde auf den
Arbeitsmarkt eine Position

versprochen mit der
Voraussetzung, dass er
geimpft ist.

Nun hat er sich nur
deswegen impfen lassen
weil es ein Top Job
gewesen wäre, dann haben
sie ihn eiskalt
abserviert.

Das fand ich eine
Unverschämtheit, die
potentiellen Arbeitnehmer
so zu hintergehen.

Hätte mein Mann mir das
nicht zufällig gesagt mit
dem Job und die

Voraussetzung dass er geimpft sein muss, würde ich gar nicht wissen, dass er geimpft ist, da man ihn das nicht anmerkte, weder bei der ersten noch bei der zweiten Impfung.

Nun Dachte ich, vielleicht sollte ich mich doch impfen lassen, aber mit Absprache meiner Ärztin.

Corona begleitet uns ja nun schon seit einigen Jahren und die STIKO

(Ständige Impfkommission)

forscht eifrig weiter an
Corona.
So, nun hatte ich einen

Termin mit meiner Ärztin
und wir besprachen alles
was ich über die
Coronaimpfung wissen
musste.

Wir unterhielten uns über
den Ablauf wann die zweite
Impfung kommt und welche
Nebenwirkungen und
Reaktionen auftreten
könnten.

Sie gab mir Unterlagen mit
und ich dachte, das wars

schon? Es waren 2 Blätter um die es ging.

Auf den einen musste man nur alle seine Daten eintragen ob man Vorerkrankungen hat oder der Körper schon mal eine Reaktion auf eine andere Impfung hatte wie Fieber, Schüttelfrost etc. und so weiter und sofort.

Auf den zweiten Blatt standen alle Informationen über die Coronaimpfung, was für wen geeignet ist, wer nicht geimpft werden darf und so weiter.

Also gar nicht so viel Papierkram wie man am Anfang dachte.

Und Unterschreiben muss man JEDE Impfung die das Erste Mal verabreicht wird.

Bei Tetanus musste man einmal unterschreiben, bei unseren ersten Zecken Impfung mussten wir auch Unterschreiben.

Aber wenn man sich nach 2

Monaten, 10 Monaten oder 5 Jahre dasselbe nochmal verimpfen lässt, braucht man nichts mehr unterschreiben, da man ja schon einmal sein Einverständnis gegeben hat, dass man diesen Impfstoff haben möchte.

Klingt alles plausibel.

Ok, ich haben mir nun doch einen Impftermin geben lassen und hab extra gesagt, nur DIESE Ärztin und kein anderer.

Sie ist die Einzige die ich vertraue und sie sieht das auch so ähnlich wie wir, dass im TV und Radio viel Müll erzählt wird *lach*.

Sie ist halt nicht nur

Ärztin, sondern ein Mensch mit klaren Verstand.

Am Donnerstag 27. Januar 2022 hatte ich meine erste Coronaimpfung bekommen und bin nachmittags noch arbeiten gegangen.

Mir tat etwas der Arm weh und von Stunde zu Stunde tat er immer mehr weh.

Aber nach 2 Tagen war alles wieder ganz normal und die Schmerzen im Arm waren weg.

Zum Glück hatte ich keine weiteren Beschwerden, da ich am Montag 31.01.2022 einen Zahn OP Termin hatte.

Ich fragte meine Ärztin auch, ob durch die Impfung meine Zahn OP gefährdet wär.

Sie verneinte es.

Zum Glück, denn der Zahn musste raus, da er mich schon seit knapp 2 Wochen nur Schmerzen bereitet hatte.

Der Zahn war endlich draußen und der Alltag konnte weiter gehen.

Die Zeit verging und im April 2022 hatte ich meine Zweite Impfung.

Alles verlief problemlos.

Irgendwann im Laufe des Jahres wurde einiges gelockert und man konnte endlich wieder unbeschwert in
Museums, Zoos und sonstige Veranstaltungen ohne Maske gehen.

Hatte man jedoch Erkältungssymtome durfte man entweder nicht rein oder man musste frisch getestet sein und eine Maske tragen.

Endlich hatten wir wieder
etwas Normalität in
unseren Leben.

Die Kinder konnten normal
zu Schule gehen und wir
als Familie endlich wieder
unbeschwert Ausflüge
machen.

Der Rest des Jahres 2022
verlief soweit ohne
weitere Maßnahmen.

Außer das Thema
Krankenhaus.

Eine Bekannte wollte eine
Freundin mit zu einer

Untersuchung im
Krankenhaus begleiten.
Die Patientin kam ohne
Probleme hinein (war
sowieso geimpft).

Aber die Bekannte musste
Draußen warten.

„Sie kommen hier nur
rein, wenn sie entweder
geimpft oder frisch
getestet sind"
Naja, meinte die
Bekannte, dann wartet sie
eben Außerhalb auf die
Freundin.
Obwohl schon vieles
gelockert wurde, nimmt es

das Krankenhaus noch ziemlich kritisch was Corona betrifft.

Solange man da nicht hin muss als Besucher, kann man darüber hinweg sehen.

Wenn man selber wegen einer Operation drin bleiben
muss, machen die bei der Aufnahme auch einen Corona PCR Test (Rachenabstrich) - nicht wirklich angenehm muss ich sagen.

Dies kann ich aus eigener Erfahrung sagen.

Da musste ich durch, da ich eine geplante Operation hab machen lassen, die aus Medizinischer Sicht zwar nicht lebenswichtig war, aber dennoch aus persönlichen Gründen Medizinisch notwendig.

Besuch durfte man zu der Zeit auch nicht wirklich haben, weil die Sorge zu groß war, dass die Besucher Keime mit ins Krankenhaus bringen und die Patienten und Mitarbeiter gefährden könnten.

Ok , dachte ich, die paar
Tage schafft man auch so.

Man hat ja in der heutigen
modernen Welt ein
Handy, wo man die
Angehörigen auch per
Videoanruf sehen kann.

Des Weiteren darf man zwar
wieder raus und ins
Restaurant gehen, oder in
Bars und Kneipen.
Diese musste man aber bis
22 Uhr verlassen haben, da
seit einiger Zeit es auch
Ausgangsverbote gab.

Diese waren von 22 Uhr abends bis glaub 6 oder 7 Uhr morgens.

In der Zeit durfte keiner mehr draußen unterwegs sein, es sei denn man war in einer Branche tätig, wo man um die Zeit auch draußen sein durfte.

Hierbei brauchte man vom Arbeitgeber eine Bestätigung, dass man dort arbeitet und zu bestimmten Zeiten auch während der Ausgangssperre berechtigt ist, diese zu umgehen.
Da fragt man sich echt.

Was bringt das?
Da macht das Virus doch
nicht halt.

Oh nach 22 Uhr, nein jetzt
mache ich die Menschen
nicht krank.

So ein Schwachsinn.

Gerade um die Zeit werden
sich bestimmt einige
Personen Zuhause heimlich
treffen um dort weiter
Party zu machen.

Hierbei macht das Virus
schließlich auch nicht
halt.

Aber man hat ja nicht die Mittel dies permanent zu Kontrollieren.

Das wäre viel zu Aufwändig.

Es wurde auch immer eine Empfehlung ausgesprochen, dass man den Kontakt zu Allen minimal hält.

Was jeder einzelne daraus macht, bleibt jeden selbst überlassen.

Jahr 2023 und 2024

Im Jahr 2023 gibt es nicht viel zu berichten.

Fast alles läuft wieder ganz normal.

Bei manchen Ärzten oder Apotheken hängt nur noch ein Hinweisschild (bei Erkältungssymtome nur mit Maske).

Ansonsten kann man alles wieder frei besuchen.

Es gibt manche Leute die schauen einen schief an,

wenn man mal hustet oder
niest.

Dies wird auch noch so
weiter gehen, denn viele
Menschen sind geprägt von
Corona, weil sie Angst
haben, es könnte
zurückkommen.
Diese Menschen haben es
vielleicht selber
überstanden oder leider
Familienangehörige oder
Freunde dadurch verloren.
Aus diesem Grund bleibt
die Angst bei denen
hängen.

Es ist ja verständlich.

Corona wird uns das Leben lang begleiten, so wie andere Viren oder Bakterien auch.

Nur wie man damit umgeht als einzelne Person, das ist ausschlaggebend.

Jeder muss für sich selber entscheiden, wie er damit lebt.

Man hofft nur, dass die ganze Organisation und Umsetzung
von Finanziellen, Gesundheitlichen oder

Polotischen Krisen besser
gemeistert wird.

Man sieht, Deutschland hat
es gemeistert.
Zwar mit sehr vielen
Hürden, aber irgendwann
ging es.

Das Thema Corona wurde so
langsam in den Hintergrund
gesteckt.

Verschwunden ist es nicht.

Für mich persönlich habe
ich abgeschlossen mit dem
Thema.

Klar wenn man mal etwas erkältet ist und nicht immer gleich zum Arzt rennen möchte, macht man mal ab und zu einen Schnelltest.

So kann man beruhigt auf Arbeit gehen und die Kollegen brauchen keine Angst vor Corona haben.

Denn manche sehen es wie ich (eher locker) und andere wiederum sind da sehr penibel und denken bei jeden niesen oder husten
- das ist CORONA.

Aber Jeden das Seine.

Jeder darf eine andere Meinung haben und das ist auch gut so.

Das macht jeden Menschen zu was Besonderes.

Denn wären wir alle gleich und hätten alle die gleiche Meinung, dann wäre das Leben doch langweilig.

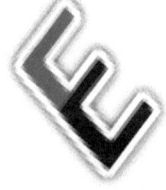

ENDE

<u>Hinweis/Vermerk</u>

Diese Zeilen in diesem Buch spiegeln meine persönliche Erfahrung mit den Thema Corona wider.

Es ist meine direkte Persönliche Meinung und Erfahrung, wie ich über die ganze Situation denke und fühle und wie ich sie erlebt habe.

Keiner soll sich persönlich angegriffen fühlen, weil er anders Denkt als ich.

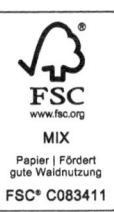